56 Recetas de Jugos Naturales Para Ayudar a Curar Infecciones Del Tracto Urinario:

Mejore su Condición Rápidamente Sin Tratamientos Médicos

Por

Joe Correa CSN

DERECHOS DE AUTOR

RECONOCIMIENTOS

Este libro está dedicado a mis amigos y familiares que han tenido una leve o grave enfermedad, para que puedan encontrar una solución y hacer los cambios necesarios en su vida.

56 Recetas de Jugos Naturales Para Ayudar a Curar Infecciones Del Tracto Urinario:

Mejore su Condición Rápidamente Sin Tratamientos Médicos

Por

Joe Correa CSN

CONTENIDOS

ACERCA DEL AUTOR

Luego de años de investigación, honestamente creo en los efectos positivos que una nutrición apropiada puede tener en el cuerpo y la mente. Mi conocimiento y experiencia me han ayudado a vivir más saludablemente a lo largo de los años y los cuales he compartido con familia y amigos. Cuanto más sepa acerca de comer y beber saludable, más pronto querrá cambiar su vida y sus hábitos alimenticios.

La nutrición es una parte clave en el proceso de estar saludable y vivir más, así que empiece ahora. El primer paso es el más importante y el más significativo.

INTRODUCCIÓN

56 Recetas de Jugos Naturales Para Ayudar a Curar Infecciones Del Tracto Urinario: Mejore su Condición Rápidamente Sin Tratamientos Médicos

Por Joe Correa CSN

Una infección urinaria es un grupo de infecciones bastante comunes de cualquier parte del tracto urinario: riñones, uréteres, vejiga y uretra. Estas infecciones son causadas por diferentes microbios (principalmente bacterias) que superan la capacidad del cuerpo para defenderse. Esta afección conduce a un deseo más frecuente de orinar seguido de una sensación dolorosa y ardiente y / o una orina de olor fuerte. Los estudios muestran que las mujeres son más propensas a sufrir infecciones urinarias (con el riesgo de más del 50%) al menos una vez en la vida con muchos casos de infecciones repetidas.

La mayoría de las infecciones urinarias son causadas por bacterias Escherichia coli que se pueden encontrar en el tracto digestivo y Chlamydia que ataca la uretra. En general, todos pueden desarrollar alguna forma de infección urinaria. Sin embargo, existen algunos factores de riesgo que aumentan las posibilidades de desarrollar infecciones urinarias repetidas. Estos factores incluyen:

- Higiene corporal inadecuada

- Diabetes

- El embarazo

- Catéter urinario

- Flujo de orina bloqueado

- Enfermedades renales

- Uso repetido de antibióticos que afectan la microflora natural

- Sistema inmune debilitado

Afortunadamente, la mayoría de las infecciones urinarias son fácilmente curables con antibióticos o antimicrobianos. En personas sanas (con un tracto urinario normal) que sufren de alguna forma de infección urinaria, el tratamiento toma alrededor de 2-3 días. Las personas cuyos organismos están debilitados por alguna otra enfermedad o condición probablemente tendrán infecciones del tracto urinario más complicadas y su tratamiento puede tomar entre 7 y 14 días. Las mujeres embarazadas, las personas mayores y los pacientes que padecen cáncer, diabetes u otros problemas médicos deben ser hospitalizados hasta que la infección esté completamente curada.

Tener que lidiar con infecciones urinarias puede ser bastante desagradable y puede afectar su vida y trabajo cotidianos. Al igual que con cualquier otra condición de salud, es mejor prevenir estas infecciones en primer lugar.

Por esta razón, he creado una maravillosa colección de recetas de jugos que te ayudarán a sanar cualquier infección urinaria. Use estas recetas para solucionar su problema de forma natural y aumentar su sistema inmunológico, previniendo infecciones en el futuro.

Disfrútelos y pruébelos en diferentes momentos del día. Temprano en la mañana, cuando se despierta, es el momento ideal para uno de estos jugos.

COMPROMISO

Para mejorar mi condición, yo (su nombre), me comprometo a comer más de estos alimentos a diario y a hacer ejercicio por lo menos 30 minutos diarios:

- Bayas (especialmente arándanos), melocotones, cerezas, manzanas, albaricoques, naranjas, zumo de limón, pomelo, mandarinas, mandarinas, peras, etc.
- Brócoli, espinaca, verdes de ensalada, batatas, palta, alcachofa, maíz bebé, zanahorias, apio, coliflor, cebollas, etc.
- Granos integrales, avena cortada con acero, avena, quinua, cebada, etc.
- Frijoles negros, judías rojas, garbanzos, lentejas, etc.
- Nueces y semillas que incluyen: nueces, castañas de Cajú, semillas de lino, semillas de sésamo, etc.
- Pescado
- 8 - 10 vasos de agua

Firme Aquí

X_____

56 RECETAS DE JUGOS NATURALES PARA AYUDAR A CURAR INFECCIONES DEL TRACTO URINARIO

1. **Jugo de Frambuesas y Arándanos Agrios**

Ingredientes:

1 taza de arándanos frescos

1 taza de frambuesas frescas

1 taza de arándanos agrios frescos

1 limón grande, sin piel

1 taza de sandía, sin semillas

1 cucharada de jarabe de arce

Preparación:

Combinar las frambuesas, arándanos agrios y arándanos en un colador. Lavar bajo agua fría. Colar y dejar a un lado.

Pelar el limón y cortarlo por la mitad. Dejar a un lado.

Cortar la sandía por la mitad. Para una taza, necesitará un gajo grande. Pelarlo y trozarlo. Remover las semillas y dejar a un lado. Reservar el resto en la nevera.

Procesar las cerezas, limón y sandía en una juguera.

Transferir a un vaso y añadir el jarabe de arce.

Agregar algunos cubos de hielo antes de servir.

Información nutricional por porción: Kcal: 230, Proteínas: 4.1g, Carbohidratos: 53.1g, Grasas: 1.7g

2.   Jugo de Manzana y Apio

Ingredientes:

1 manzana verde mediana, sin centro

3-4 tallos de apio grandes

2 remolachas grandes, recortadas

3 zanahorias grandes, en rodajas

1 limón grande, sin piel

¼ cucharadita jengibre molido

Un puñado de col rizada fresca, en trozos

Preparación:

Lavar la manzana y remover el centro. Trozar y dejar a un lado.

Lavar los tallos de apio y trozarlos. Dejar a un lado.

Lavar la remolacha y recortar las partes verdes. Trozar y dejar a un lado.

Lavar las zanahorias y cortar en rodajas gruesas. Dejar a un lado.

Pelar el limón y cortarlo por la mitad. Dejar a un lado.

Lavar la col rizada y romper con las manos. Dejar a un lado.

Combinar la manzana, apio, col rizada, remolacha, zanahorias y limón en una juguera. Pulsar.

Transferir a un vaso y añadir el jengibre. Agregar hielo y servir inmediatamente.

Información nutricional por porción: Kcal: 136, Proteínas: 6.1g, Carbohidratos: 39g, Grasas: 1.2g

3.   Jugo de Rábano y Melón

Ingredientes:

2 rábanos medianos

1 melón dulce mediano

1 taza de semillas de granada

1 taza de sandía, sin semillas

1 taza de remolacha, recortada

2 cucharaditas jarabe de arce

Preparación:

Lavar la remolacha y rábanos, y recortar las partes verdes. Trozar y dejar a un lado.

Cortar el melón por la mitad. Remover las semillas, cortar en gajos grandes y pelarlos. Trozar y poner en un tazón. Dejar a un lado.

Cortar la parte superior de la granada y deslizar hacia las membranas blancas. Remover las semillas a un vaso medidor y dejar a un lado.

Cortar la sandía por la mitad. Para una taza, necesitará un gajo grande. Pelarlo y trozarlo. Remover las semillas y dejar a un lado. Reservar el resto en la nevera.

Combinar los rábanos, melón dulce, semillas de granada, sandía y remolacha en una juguera.

Transferir a vasos y añadir el jarabe de arce.

Agregar hielo y servir.

Información nutricional por porción: Kcal: 167, Proteínas: 13.1g, Carbohidratos: 45.9g, Grasas: 1.5g

4.   Jugo de Arándanos y Manzana

Ingredientes:

1 taza de arándanos

1 manzana mediana, sin centro

1 taza de remolacha, recortada

2 zanahorias pequeñas, en rodajas

1 limón grande, sin piel

2 onzas agua

Preparación:

Lavar los arándanos bajo agua fría. Colar y dejar a un lado.

Lavar la manzana y remover el centro. Trozar y dejar a un lado.

Lavar la remolacha y recortar las partes verdes. Trozar y dejar a un lado.

Lavar las zanahorias y cortar en rodajas gruesas. Dejar a un lado.

Pelar el limón y cortarlo por la mitad. Dejar a un lado.

Combinar los arándanos, manzana, remolacha, zanahorias y limón en una juguera. Pulsar.

Transferir a vasos y añadir el agua de coco. Decorar con menta y refrigerar antes de servir.

Información nutricional por porción: Kcal: 240, Proteínas: 5.6g, Carbohidratos: 74.1g, Grasas: 1.5g

5.   Jugo de Lima y Canela

Ingredientes:

2 limas grandes, sin piel

¼ cucharadita de canela, molida

3 naranjas grandes, sin piel

2 limones grandes, sin piel

2 cucharaditas néctar de agave

2 onzas agua

Preparación:

Pelar los limones y limas y cortarlos por la mitad. Dejar a un lado.

Pelar las naranjas y dividir en gajos. Dejar a un lado.

Combinar las limas, naranjas y limones en una juguera.

Transferir a vasos y añadir la canela, agave y agua.

Agregar algunos cubos de hielo y servir inmediatamente.

Información nutricional por porción: Kcal: 246, Proteínas: 6.8g, Carbohidratos: 83.1g, Grasas: 1.1g

6.   Jugo de Apio y Puerro

Ingredientes:

1 taza apio fresco

3 puerros grandes, en trozos

2 tazas remolachas verdes, recortadas

1 taza col rizada fresca, en trozos

1 pepino grande, en rodajas

¼ cucharadita polvo de jengibre

Preparación:

Lavar los verdes de remolacha y col rizada bajo agua fría, y trozar. Dejar a un lado.

Pelar la cebolla y cortarla por la mitad. Cortar una rodaja y reservar el resto para otro jugo.

Lavar el apio y puerro. Trozar y dejar a un lado.

Lavar el pepino y cortarlo en rodajas gruesas. Dejar a un lado.

Combinar el apio, puerro, verdes de remolacha, pepino y jengibre en una juguera. Pulsar.

Transferir a un vaso y refrigerar 5 minutos antes de servir.

Información nutricional por porción: Kcal: 230, Proteínas: 11.5g, Carbohidratos: 63.2g, Grasas: 2.1g

7.   Jugo de Frutilla y Manzana

Ingredientes:

1 taza frutillas frescas, en trozos

1 manzana Roja Deliciosa mediana, sin centro

1 taza moras frescas

1 taza uvas verdes

2 onzas agua de coco

Preparación:

Combinar las frutillas y moras en un colador. Lavar bajo agua fría y dejar a un lado.

Lavar la manzana y remover el centro. Trozar y dejar a un lado.

Lavar las uvas y remover las ramas. Dejar a un lado.

Combinar las frutillas, manzana, moras y uvas en una juguera. Pulsar. Transferir a un vaso y añadir el agua de coco.

Agregar algunos cubos de hielo antes de servir.

Información nutricional por porción: Kcal: 201, Proteínas: 4.3g, Carbohidratos: 63.4g, Grasas: 1.7g

8.   Jugo de Cantalupo y Pepino

Ingredientes:

1 pepino grande

1 taza cantalupo, en cubos

1 gajo grande de melón dulce

1 taza sandía, sin semillas

1 cucharada néctar de agave

Preparación:

Lavar el pepino y cortarlo en rodajas gruesas. Dejar a un lado.

Cortar el cantalupo por la mitad. Remover las semillas y pulpa. Cortar dos gajos y pelarlos. Trozar y dejar a un lado. Reservar el resto en la nevera.

Cortar el melón dulce por la mitad. Remover las semillas, cortar un gajo grande y pelarlo. Trozar y poner en un tazón. Reservar el resto en la nevera.

Cortar la sandía por la mitad. Para una taza, necesitará un gajo grande. Pelarlo y trozarlo. Remover las semillas y dejar a un lado. Reservar el resto en la nevera.

Combinar el pepino, cantalupo, melón dulce y sandía en una juguera.

Transferir a un vaso y añadir el agave. Agregar hielo antes de servir.

Información nutricional por porción: Kcal: 201, Proteínas: 3.4g, Carbohidratos: 57.6g, Grasas: 0.8g

9. Jugo de Lechuga y Sandía

Ingredientes:

2 tazas lechuga de hoja roja, rallada

1 taza sandía, en cubos

2 tazas frambuesas

1 taza remolacha, en trozos

¼ taza agua

Preparación:

Lavar la lechuga y trozar. Dejar a un lado.

Cortar la sandía por la mitad. Para una taza, necesitará un gajo grande. Pelarlo y trozarlo. Remover las semillas y dejar a un lado. Reservar el resto en la nevera.

Lavar las frambuesas bajo agua fría. Colar y dejar a un lado.

Lavar la remolacha y recortar las partes verdes. Trozar y dejar a un lado.

Combinar la lechuga, sandía, frambuesas y remolacha en una juguera.

Transferir a vasos y añadir el agua.

Agregar hielo y servir inmediatamente.

Información nutricional por porción: Kcal: 157, Proteínas: 6.8g, Carbohidratos: 55g, Grasas: 2.1g

10.   Jugo de Naranja y Acelga

Ingredientes:

2 naranjas grandes, sin piel

1 taza Acelga, en trozos

4 pepinos grandes, sin piel

3 zanahorias grandes, en trozos

Preparación:

Pelar las naranjas y dividir en gajos. Dejar a un lado.

Lavar la acelga bajo agua fría. Trozar y dejar a un lado.

Lavar los pepinos y zanahorias. Cortar en rodajas gruesas y dejar a un lado.

Combinar las naranjas, acelga, pepinos y zanahorias en una juguera, y pulsar.

Transferir a un vaso y añadir algunos cubos de hielo.

Información nutricional por porción: Kcal: 283, Proteínas: 9g, Carbohidratos: 88.9g, Grasas: 1.6g

11. Jugo de Calabaza y Pera

Ingredientes:

4 tazas zapallo calabaza, en rodajas

1 pera grande, sin centro

1 taza de repollo morado, rallado

½ taza agua

Preparación:

Pelar el zapallo calabaza y cortarlo por la mitad. Remover las semillas, trozar y dejar a un lado. Reservar el resto en la nevera.

Lavar la pera y remover el centro. Trozar y dejar a un lado.

Lavar el repollo y rallarlo. Dejar a un lado.

Combinar el zapallo calabaza, pera y repollo verde en una juguera, y pulsar.

Transferir a un vaso y añadir el agua.

Agregar hielo y servir inmediatamente.

Información nutricional por porción: Kcal: 192, Proteínas: 7g, Carbohidratos: 59.9g, Grasas: 1.7g

12. Jugo de Palta y Apio

Ingredientes:

1 taza palta, en rodajas

1 taza apio, en trozos

1 cucharada menta fresca, picada

1 taza repollo verde, en trozos

½ taza agua de coco, sin endulzar

Preparación:

Pelar la palta y cortarla por la mitad. Remover el carozo y trozar. Dejar a un lado.

Lavar el apio y trozarlo. Dejar a un lado.

Lavar el repollo y trozarlo. Dejar a un lado.

Combinar la palta, apio y repollo en una juguera. Pulsar. Transferir a un vaso y añadir agua de coco y menta fresca.

Agregar hielo antes de servir.

Información nutricional por porción: Kcal: 219, Proteínas: 4.8g, Carbohidratos: 20.8g, Grasas: 21.6g

13.   Jugo de Naranja y Pomelo

Ingredientes:

2 naranjas grandes, sin piel

1 pomelo grande, sin piel

2 tazas espárragos, en trozos

1 cucharada menta, picada

¼ taza de agua

Preparación:

Pelar las naranjas y pomelo. Dividir en gajos y dejar a un lado.

Lavar los espárragos bajo agua fría. Recortar las puntas y trozar. Rellenar un vaso medidor y dejar a un lado.

Combinar los espárragos, naranjas y pomelo en una juguera, y pulsar.

Transferir a un vaso y añadir la menta picada y agua. Agregar algunos cubos de hielo y servir inmediatamente.

Información nutricional por porción: Kcal: 255, Proteínas: 11.2g, Carbohidratos: 79.8g, Grasas: 1.1g

14. Jugo de Granny Smith

Ingredientes:

1 taza ananá, en trozos

1 taza cerezas dulces, sin carozo

1 manzana dulce crujiente grande, sin centro

2 kiwis grandes, sin piel

Preparación:

Cortar la parte superior del ananá y pelarlo. Trozar. Reservar el resto en la nevera.

Lavar las cerezas bajo agua fría. Colar y remover los carozos. Dejar a un lado.

Lavar la manzana y remover el centro. Trozar y dejar a un lado.

Pelar los kiwis y cortarlos por la mitad. Dejar a un lado.

Combinar el ananá, cerezas, manzana y kiwis en una juguera, y pulsar.

Transferir a un vaso y servir inmediatamente.

Información nutricional por porción: Kcal: 287, Proteínas: 4.2g, Carbohidratos: 84.5g, Grasas: 1.2g

15.   Jugo de Moras y Banana

Ingredientes:

1 taza de moras

1 banana grande, sin piel

1 taza de arándanos

1 cucharadita jarabe de arce

½ cucharadita canela, molida

Preparación:

Combinar las moras y arándanos en un colador. Lavar bajo agua fría y colar. Dejar a un lado.

Pelar la banana y trozar. Dejar a un lado.

Combinar las bayas y banana en una juguera. Pulsar.

Transferir a un vaso y añadir la miel y canela.

Agregar hielo y servir inmediatamente.

Información nutricional por porción: Kcal: 229, Proteínas: 4.5g, Carbohidratos: 76.3g, Grasas: 1.6g

16.   Jugo de Moras y Pepino

Ingredientes:

1 taza de moras frescas

1 pepino grande, en rodajas

1 taza semillas de granada

1 lima entera, sin piel

Un puñado de perejil fresco,

Preparación:

Lavar las moras bajo agua fría. Colar y dejar a un lado.

Lavar el pepino y cortarlo en rodajas gruesas. Dejar a un lado.

Cortar la parte superior de la granada y deslizar hacia las membranas blancas. Remover las semillas a un tazón mediano.

Pelar la lima y cortarla por la mitad. Dejar a un lado.

Lavar el perejil y trozarlo. Dejar a un lado.

Combinar las semillas de granada, moras, pepino, lima y perejil en una juguera. Pulsar.

Transferir a un vaso y agregar algunos cubos de hielo antes de servir.

Información nutricional por porción: Kcal: 152, Proteínas: 8.1g, Carbohidratos: 58.6g, Grasas: 2.7g

17.   Jugo de Chirivías y Apio

1 taza chirivías, en trozos

1 tallo grande de apio, en trozos

1 guayaba entera, en trozos

2 pomelos grandes, sin piel

¼ taza agua

Preparación:

Lavar las chirivías y cortar en rodajas finas. Dejar a un lado.

Lavar el apio y trozar. Dejar a un lado.

Lavar la guayaba y trozarla. Si usa una fruta grande, reservar el resto para otro jugo.

Pelar los pomelos y trozarlos.

Combinar las chirivías, apio, guayaba y pomelos en una juguera. Pulsar.

Transferir a vasos y añadir hielo antes de servir.

Información nutricional por porción: Kcal: 279, Proteínas: 7.2g, Carbohidratos: 86g, Grasas: 1.7g

18.   Jugo de Manzana y Goji

Ingredientes:

2 manzanas Granny Smith pequeñas, sin centro

1 taza bayas de Goji

1 taza cerezas frescas, sin carozo

1 taza remolacha

3 tomates grandes, sin piel

Preparación:

Lavar las manzanas y remover el centro. Trozar y dejar a un lado.

Poner las bayas de Goji en un tazón mediano y añadir 1 taza de agua caliente. Dejar remojar 10 minutos. Colar y dejar a un lado.

Lavar la remolacha y recortar las partes verdes. Trozar y dejar a un lado.

Lavar las cerezas y remover los carozos. Dejar a un lado.

Lavar los tomates y ponerlos en un tazón. Cortar en cuartos y reservar el jugo.

Combinar las manzanas, bayas de Goji, remolacha, cerezas y tomates en una juguera.

Transferir a vasos y añadir el jugo de tomate.

Refrigerar 10 minutos antes de servir.

Información nutricional por porción: Kcal: 318, Proteínas: 9.5g, Carbohidratos: 98g, Grasas: 2.4g

19.   Jugo de Arándanos Agrio y Ananá

Ingredientes:

1 taza arándanos agrios

1 taza ananá, en trozos

1 manzana mediana, en trozos

1 taza damasco, en rodajas

¼ taza agua

Preparación:

Lavar los arándanos agrios bajo agua fría. Colar y rellenar un vaso medidor. Reservar el resto.

Cortar la parte superior del ananá. Trozar y rellenar un vaso medidor. Reservar el resto en la nevera.

Lavar la manzana y cortarla por la mitad. Remover el centro y trozar. Dejar a un lado.

Lavar el damasco y cortarlo por la mitad. Remover el carozo y trozar. Dejar a un lado.

Combinar los arándanos agrios, ananá, manzana y damasco en una juguera. Pulsar. Transferir a un vaso y añadir el agua.

Servir inmediatamente.

Información nutricional por porción: Kcal: 248, Proteínas: 4.3g, Carbohidratos: 76.1g, Grasas: 1.3g

20. Jugo de Pepino y Arce

Ingredientes:

1 pepino mediano, en rodajas

2 cucharaditas jarabe de arce

1 taza frutillas, en trozos

1 taza espinaca, en trozos

2 onzas agua

Preparación:

Lavar el pepino y cortarlo en rodajas finas.

Lavar las frutillas y remover las ramas. Trozar y dejar a un lado.

Lavar la espinaca bajo agua fría. Colar y trozar. Dejar a un lado.

Combinar el pepino, frutillas y espinaca en una juguera, y pulsar. Transferir a un vaso y añadir el jarabe de arce.

Refrigerar 5 minutos antes de servir.

Información nutricional por porción: Kcal: 83, Proteínas: 6.9g, Carbohidratos: 24.6g, Grasas: 1.3g

21.　Jugo de Moras y Ciruelas

Ingredientes:

1 taza moras frescas

1 taza ciruelas, por la mitad

1 taza verdes de nabo, en trozos

½ cucharadita jengibre molido

1 cucharadita néctar de agave

½ taza agua

Preparación:

Lavar las moras. Dejar a un lado.

Lavar las ciruelas y cortarlas por la mitad. Remover los carozos y dejar a un lado.

Lavar los verdes de nabo y trozar. Dejar a un lado.

Combinar las moras, ciruelas y verdes de nabo en una juguera. Pulsar. Transferir a un vaso y añadir el agave, jengibre y agua.

Refrigerar 5 minutos antes de servir.

Información nutricional por porción: Kcal: 141, Proteínas: 4.2g, Carbohidratos: 40.3g, Grasas: 1.4g

22. Jugo de Arándanos Agrios y Puerro

Ingredientes:

1 taza arándanos agrios frescos

1 taza puerro, en trozos

2 tazas cerezas, sin carozo

2 cucharada menta fresca, picada

¼ taza agua de coco

Preparación:

Lavar los arándanos agrios y cerezas bajo agua fría. Colar y dejar a un lado.

Lavar el puerro y trozarlo. Dejar a un lado.

Cortar las cerezas por la mitad. Remover los carozos y dejar a un lado.

Combinar los arándanos agrios, puerro, cerezas y menta en una juguera, y pulsar. Transferir a un vaso y añadir el agua de coco.

Agregar hielo y servir.

Información nutricional por porción: Kcal: 252, Proteínas: 5.3g, Carbohidratos: 79.5g, Grasas: 1.8g

23.   Jugo de Durazno y Lechuga

Ingredientes:

1 durazno grande, en trozos

1 taza de Lechuga iceberg, en trozos

2 manzanas rojas deliciosas grandes

1 zanahoria grande, en rodajas

½ taza agua de coco

½ limón, sin piel

Preparación:

Lavar el durazno y cortarlo por la mitad. Remover el carozo y trozar. Dejar a un lado.

Lavar la lechuga y trozar. Dejar a un lado.

Lavar las manzanas y cortarlas por la mitad. Remover el centro y trozar. Dejar a un lado.

Lavar la zanahoria y cortar en rodajas gruesas. Dejar a un lado.

Pelar el limón y cortarlo por la mitad. Reservar el resto.

Combinar el durazno, lechuga, manzanas, zanahoria y limón en una juguera, y pulsar.

Transferir a un vaso y refrigerar 5 minutos antes de servir.

Información nutricional por porción: Kcal: 263, Proteínas: 5.1g, Carbohidratos: 84.5g, Grasas: 1.2g

24. Jugo Verde de Kiwi y Manzana

Ingredientes:

2 kiwis grandes, sin piel

1 manzana dulce crujiente mediana, sin centro

1 taza de espinaca fresca

1 pepino grande, en rodajas

¼ cucharadita polvo de jengibre

Preparación:

Pelar los kiwis y cortarlos por la mitad. Dejar a un lado.

Lavar la manzana y remover el centro. Trozar y dejar a un lado.

Lavar la espinaca y trozar. Poner en una olla con agua hirviendo y dejar remojar por 5 minutos. Dejar a un lado.

Lavar el pepino y cortarlo en rodajas gruesas. Dejar a un lado.

Pelar el jengibre y dejar a un lado.

Combinar los kiwis, manzana, pepino y espinaca en una juguera. Pulsar. Transferir a un vaso y agregar hielo antes de servir.

Información nutricional por porción: Kcal: 201, Proteínas: 13.2g, Carbohidratos: 56.5g, Grasas: 2.6g

25.   Jugo de Sandía y Agave

Ingredientes:

1 taza de sandía, sin semillas

2 cucharaditas néctar de agave

1 taza arándanos

1 taza frambuesas

1 taza arándanos agrios

1 lima entera, sin piel

Preparación:

Cortar la sandía por la mitad. Cortar un gajo grande. Pelar y trozar. Remover las semillas y dejar a un lado. Reservar el resto en la nevera.

Combinar los arándanos, frambuesas y arándanos agrios en un colador, y lavar bajo agua fría. Colar y dejar a un lado.

Pelar la lima y cortarla por la mitad. Dejar a un lado.

Combinar la sandía, arándanos, frambuesas, arándanos agrios y limón en una juguera. Pulsar. Transferir a un vaso y añadir el néctar de agave.

Agregar algunos cubos de hielo antes de servir.

Información nutricional por porción: Kcal: 229, Proteínas: 4.1g, Carbohidratos: 54.3g, Grasas: 1.6g

26.   Jugo de Cereza y Manzana

Ingredientes:

1 taza cerezas frescas, sin carozo

2 manzanas rojas grandes, sin centro

1 banana grande, en trozos

1 taza berro

Un puñado de espinaca fresca

Preparación:

Lavar las cerezas bajo agua fría. Colar y cortar por la mitad. Remover los carozos y dejar a un lado.

Lavar la manzana y cortarla por la mitad. Remover el centro y trozar. Dejar a un lado.

Pelar y trozar la banana. Dejar a un lado.

Combinar el berro y espinaca en un colador, y lavar bajo agua fría. Trozar y dejar a un lado.

Combinar cerezas, manzanas, banana, berro y espinaca en una juguera, y pulsar.

Transferir a un vaso y añadir algunos cubos de hielo antes de servir.

Información nutricional por porción: Kcal: 390, Proteínas: 6.6g, Carbohidratos: 113g, Grasas: 1.7g

27.　Jugo de Uva y Pera

Ingredientes:

1 taza uvas verdes

1 pera grande, sin centro

1 limón mediano, sin piel

2 pepinos grandes, en rodajas

Preparación:

Lavar las uvas verdes bajo agua fría. Colar y remover las ramas. Rellenar un vaso medidor y dejar a un lado.

Lavar la pera y remover el centro. Trozar y dejar a un lado.

Pelar el limón y cortarlo en cuartos. Dejar a un lado.

Lavar los pepinos y cortarlos en rodajas finas. Dejar a un lado.

Combinar las uvas, pera, limón y pepino en una juguera. Pulsar. Transferir a un vaso y revolver bien.

Refrigerar 5-10 minutos antes de servir.

Información nutricional por porción: Kcal: 119, Proteínas: 18.6g, Carbohidratos: 32.2g, Grasas: 0.2g

28.   Jugo de Lima y Zanahoria

Ingredientes:

3 zanahorias grandes, en rodajas

1 lima grande, sin piel

½ taza pepino, en rodajas

1 pera grande, sin centro

¼ taza menta fresca

½ taza brócoli, en trozos

¼ cucharadita polvo de jengibre

2 onzas agua

Preparación:

Lavar y pelar las zanahorias. Remover las partes superiores y cortar en rodajas finas.

Pelar la lima y cortarla en cuartos. Dejar a un lado.

Pelar el pepino y trozarlo. Rellenar un vaso medidor y reservar el resto en la nevera.

Lavar la pera y remover el centro. Trozar y dejar a un lado.

Combinar el brócoli y menta en un colador grande. Lavar bajo agua fría. Colar y dejar a un lado.

Combinar las zanahorias, lima, pepino, pera, menta, brócoli y polvo de jengibre en una juguera. Pulsar.

Transferir a un vaso y añadir el agua.

Refrigerar 10 minutos antes de servir.

Información nutricional por porción: Kcal: 141, Proteínas: 5.5g, Carbohidratos: 45.7g, Grasas: 0.9g

29.   Jugo de Zanahoria y Fuji

Ingredientes:

1 taza frutillas frescas, en trozos

1 zanahoria grande, en rodajas

1 manzana Fuji mediana, sin centro y en trozos

1 naranja mediana, sin piel y en gajos

1 taza pepino, en rodajas

Preparación:

Lavar la zanahoria y cortarla en rodajas finas. Dejar a un lado.

Lavar la manzana y cortarla por la mitad. Remover el centro y trozar. Dejar a un lado.

Lavar las frutillas y remover las hojas. Trozar y dejar a un lado.

Pelar la naranja y dividirla en gajos. Dejar a un lado.

Lavar el pepino y cortarlo en rodajas finas. Dejar a un lado.

Combinar las zanahorias, manzana, frutillas, naranja y pepino en una juguera. Pulsar. Transferir a un vaso y refrigerar 5-10 minutos antes de servir.

Información nutricional por porción: Kcal: 104, Proteínas: 3.9g, Carbohidratos: 31.2g, Grasas: 1.1g

30.   Jugo de Manzana y Vainilla

Ingredientes:

1 manzana Granny Smith grande, sin centro y en trozos

1 limón grande, sin piel

1 pepino grande, en rodajas

¼ cucharadita extracto de vainilla

Preparación:

Lavar la manzana y remover el centro. Trozar y dejar a un lado.

Pelar el limón y cortarlo en cuartos. Dejar a un lado.

Lavar el pepino y cortarlo en rodajas gruesas. Dejar a un lado.

Lavar la menta fresca y dejar remojar por 5 minutos.

Combinar la manzana, limón, pepino y menta en una juguera, y pulsar.

Transferir a un vaso y añadir el extracto de menta.

Decorar con hojas de menta y agregar hielo antes de servir.

Información nutricional por porción: Kcal: 170, Proteínas: 2.3g, Carbohidratos: 22.3g, Grasas: 1.4g

31.   Jugo de Kiwi y Sandía

Ingredientes:

1 kiwi grande, sin piel

2 tazas sandía, en trozos

1 taza frambuesas

1 naranja grande, sin piel

2 onzas agua de coco

Preparación:

Pelar el kiwi y cortarlo por la mitad. Dejar a un lado.

Cortar la sandía por la mitad. Para dos tazas, necesitará dos gajos grandes. Pelarlos y trozarlos. Remover las semillas y dejar a un lado. Reservar el resto en la nevera.

Lavar las frambuesas bajo agua fría. Colar y dejar a un lado.

Pelar la naranja y dividirla en gajos. Dejar a un lado.

Combinar el kiwi, sandía, frambuesas y naranja en una juguera. Pulsar y transferir a un vaso. Añadir el agua de coco y refrigerar antes de servir.

Información nutricional por porción: Kcal: 232, Proteínas: 5.8g, Carbohidratos: 71.4g, Grasas: 1.8g

32. Jugo de Ananá y Menta

Ingredientes:

1 taza ananá, en trozos

1 cucharada menta fresca, en trozos

2 limas grandes, sin piel

1 taza guayaba, en trozos

1 pepino grande, en rodajas

Preparación:

Pelar las limas y cortarlas por la mitad. Dejar a un lado.

Lavar la guayaba y trozarla. Rellenar un vaso medidor y reservar el resto en la nevera.

Cortar la parte superior del ananá y pelarlo. Trozar y rellenar un vaso medidor. Reservar el resto en la nevera.

Lavar el pepino y cortarlo en rodajas finas. Dejar a un lado.

Poner la menta picada en un tazón pequeño y añadir 3 cucharadas de agua hirviendo. Dejar reposar 5 minutos.

Combinar el ananá, limas, guayaba y pepino en una juguera, y pulsar. Transferir a un vaso. Drenar la menta y añadirla al jugo. Refrigerar 10-15 minutos antes de servir.

Información nutricional por porción: Kcal: 158, Proteínas: 4.7g, Carbohidratos: 47.9g, Grasas: 1.1g

33.   Jugo de Pepino y Ciruela

Ingredientes:

1 pepino grande, en rodajas

5 ciruelas enteras, sin carozo

1 taza moras

3 frutillas pequeñas, en trozos

1 taza Lechuga romana, en trozos

2 onzas agua

Preparación:

Lavar el pepino y cortarlo en rodajas finas. Dejar a un lado.

Lavar las ciruelas y cortarlas por la mitad. Remover los carozos y cortar en cuartos. Dejar a un lado.

Lavar las moras bajo agua fría. Colar y dejar a un lado.

Lavar las frutillas y remover las hojas. Cortar en mitades y dejar a un lado.

Lavar la lechuga bajo agua fría. Colar y trozar. Dejar a un lado.

Combinar el pepino, ciruelas, moras, frutillas, y lechuga en una juguera, y pulsar. Transferir a un vaso y añadir el agua.

Refrigerar 10 minutos antes de servir.

Información nutricional por porción: Kcal: 221, Proteínas: 7.5g, Carbohidratos: 69.1g, Grasas: 2.1g

34.   Jugo de Granada y Zanahoria

Ingredientes:

1 taza semillas de granada

1 zanahoria grande, sin piel

1 limón grande, sin piel

1 damasco grande, sin carozo

1 naranja grande, en gajos

2 onzas agua de coco

Preparación:

Cortar la parte superior de la granada y deslizar hacia las membranas blancas. Remover las semillas a un vaso medidor y dejar a un lado.

Pelar y lavar la zanahoria. Cortar en rodajas finas y dejar a un lado.

Pelar el limón y cortarlo por la mitad. Dejar a un lado.

Lavar el damasco y cortarlo por la mitad. Remover el carozo y trozar. Dejar a un lado.

Pelar la naranja y dividirla en gajos. Dejar a un lado.

Combinar las semillas de granada, zanahoria, limón, damasco y naranja en una juguera. Pulsar y transferir a un vaso. Añadir el agua de coco y agregar algunos cubos de hielo antes de servir.

Información nutricional por porción: Kcal: 241, Proteínas: 7.3g, Carbohidratos: 73.9g, Grasas: 2.3g

35.   Jugo de Durazno y Kiwi

Ingredientes:

2 duraznos grandes, sin carozo

1 kiwi grande, sin piel

1 manzana Fuji grande, sin centro y en trozos

1 naranja grande, sin piel

1 taza frutillas, en trozos

1 limón grande, sin piel

2 onzas agua

Preparación:

Lavar los duraznos y cortarlos por la mitad. Remover los carozos y trozar. Dejar a un lado.

Pelar el kiwi y limón. Cortarlos por la mitad y dejar a un lado.

Lavar la manzana y cortarla por la mitad. Remover el centro y trozar. Dejar a un lado.

Pelar la naranja y dividirla en gajos. Cortar cada gajo por la mitad y dejar a un lado.

Lavar las frutillas bajo agua fría y remover las partes verdes. Trozar y dejar a un lado.

Combinar los duraznos, kiwi, limón, manzana, naranja y frutillas en una juguera. Pulsar. Transferir a un vaso y añadir el agua. Agregar hielo y servir.

Información nutricional por porción: Kcal: 345, Proteínas: 7.8g, Carbohidratos: 105g, Grasas: 2.3g

36.   Jugo de Granada y Manzana

Ingredientes:

1 taza de semillas de granada

1 manzana verde grande, sin centro

1 taza arándanos agrios

4 ciruelas enteras, sin carozo y en trozos

1 cucharadita jarabe de arce

Preparación:

Cortar la parte superior de la granada y deslizar hacia las membranas blancas. Remover las semillas a un vaso medidor y dejar a un lado.

Lavar la manzana y cortarla por la mitad. Remover el centro y trozar. Dejar a un lado.

Lavar los arándanos agrios y colar. Dejar a un lado.

Lavar las ciruelas y cortarlos por la mitad. Remover los carozos y trozar. Dejar a un lado.

Combinar la granada, manzana, arándanos agrios y ciruelas en una juguera. Pulsar. Transferir a un vaso y añadir el jarabe de arce. Puede agregar hielo antes de servir.

Información nutricional por porción: Kcal: 264, Proteínas: 4.5g, Carbohidratos: 78.6g, Grasas: 1.1g

37.   Jugo Agrio de Espinaca y Limón

Ingredientes:

1 taza espinaca fresca, en trozos

1 limón entero, sin piel

1 taza arándanos agrios

1 taza verdes de remolacha, en trozos

½ taza agua

Preparación:

Lavar la espinaca bebé y trozarla.

Pelar el limón y cortarlo por la mitad. Dejar a un lado.

Poner los arándanos agrios en un colador, y lavar bajo agua fría. Colar y dejar a un lado.

Lavar los verdes de remolacha bajo agua fría. Trozar y dejar a un lado.

Combinar la espinaca, limón, arándanos agrios y verdes de nabo en una juguera. Pulsar. Transferir a un vaso y añadir el agua.

Agregar hielo y servir inmediatamente.

Información nutricional por porción: Kcal: 51, Proteínas: 4.3g, Carbohidratos: 23.6g, Grasas: 0.4g

38.   Jugo Dulce de Frutilla

Ingredientes:

1 taza de frutillas, en trozos

1 manzana Granny Smith grande, sin centro

1 taza arándanos agrios

1 zanahoria grande, en rodajas

1 limón entero, sin piel

1 naranja grande, sin piel y en gajos

1 cucharadita polvo de estevia

Preparación:

Poner las frutillas y arándanos agrios en un colador y lavar bajo agua fría. Colar y cortar por la mitad. Dejar a un lado.

Lavar la manzana y remover el centro. Trozar y dejar a un lado.

Lavar la zanahoria y cortar en rodajas gruesas. Dejar a un lado.

Pelar el limón y cortarlo por la mitad. Dejar a un lado.

Pelar la naranja y dividirla en gajos. Dejar a un lado.

Combinar la manzana, arándanos agrios, frutillas, zanahorias, limón y naranja en una juguera, y pulsar. Transferir a un vaso y añadir el agua y polvo de estevia.

Agregar algunos cubos de hielo o refrigerar antes de servir.

Información nutricional por porción: Kcal: 268, Proteínas: 5.6g, Carbohidratos: 89.1g, Grasas: 1.6g

39.   Jugo de Calabaza y Naranja

Ingredientes:

2 tazas zapallo calabaza, en trozos

1 naranja grande, sin piel y en gajos

1 taza semillas de granada

1 limón entero, sin piel

1 taza apio, en trozos

2 onzas agua

Preparación:

Pelar el zapallo calabaza y remover las semillas. Cortar en cubos y reservar el resto en la nevera.

Pelar la naranja y limón. Dividir la naranja en gajos y cortar el limón por la mitad. Dejar a un lado.

Lavar y trozar el apio. Dejar a un lado.

Cortar la parte superior de la granada y deslizar hacia las membranas blancas. Remover las semillas a un tazón mediano.

Combinar el zapallo calabaza, naranja, semillas de granada, limón y apio en una juguera, y pulsar.

Transferir a un vaso y añadir el agua. Agregar algunos cubos de hielo y servir.

Información nutricional por porción: Kcal: 251, Proteínas: 7.3g, Carbohidratos: 79g, Grasas: 1.8g

40.   Jugo de Pomelo y Pepino

Ingredientes:

1 pomelo grande, sin piel y en gajos

1 pepino grande, en rodajas

1 taza papaya, en trozos

1 manzana roja deliciosa pequeña, sin centro y en trozos

2 onzas agua de coco

1 cucharadita jarabe de arce

Preparación:

Pelar el pomelo y dividirlo en gajos. Dejar a un lado.

Lavar el pepino y cortarlo en rodajas gruesas. Dejar a un lado.

Pelar la papaya y cortarla por la mitad. Remover las semillas y pulpa. Trozar y rellenar un vaso medidor. Reservar el resto. Dejar a un lado.

Lavar la manzana y remover el centro. Trozar y dejar a un lado.

Combinar el pomelo, pepino, papaya y manzana en una juguera. Transferir a un vaso y añadir el agua de coco y jarabe de arce.

Agregar algunos cubos de hielo y servir inmediatamente.

Información nutricional por porción: Kcal: 264, Proteínas: 5.1g, Carbohidratos: 76.9g, Grasas: 1.3g

41.   Jugo de Fuji y Naranja

Ingredientes:

1 manzana Fuji pequeña, sin centro

1 zanahoria grande, en rodajas

1 naranja grande, sin piel y en gajos

1 taza cerezas, por la mitad y sin carozo

1 limón entero, sin piel

2 onzas agua

Preparación:

Lavar la manzana y remover el centro. Trozar y dejar a un lado.

Pelar la naranja y limón. Dividir la naranja en gajos y cortar el limón por la mitad. Dejar a un lado.

Lavar la zanahoria y cortar en rodajas gruesas. Dejar a un lado.

Lavar las cerezas y cortarlas por la mitad. Remover los carozos y dejar a un lado.

Combinar la manzana, naranja, zanahoria, limón y cerezas en una juguera, y pulsar. Transferir a un vaso y añadir hielo antes de servir.

Información nutricional por porción: Kcal: 253, Proteínas: 5.3g, Carbohidratos: 78.2g, Grasas: 1.1g

42.   Jugo de Kiwi y Arce

Ingredientes:

2 kiwis grandes, sin piel

1 limón grande, sin piel

1 taza ananá, en trozos

1 zanahoria grande, en rodajas

1 manzana amarilla grande, sin centro

1 cucharadita jarabe de arce

Preparación:

Pelar los kiwis y limón. Cortarlos por la mitad y dejar a un lado.

Cortar la parte superior del ananá y pelarlo. Trozar y rellenar un vaso medidor. Reservar el resto en la nevera.

Lavar la zanahoria y cortar en rodajas gruesas. Dejar a un lado.

Lavar la manzana y remover el centro. Trozar y dejar a un lado.

Combinar los kiwis, limón, ananá, zanahoria y manzana en una juguera. Transferir a un vaso y añadir el jarabe de arce. Puede agregar hielo antes de servir.

Información nutricional por porción: Kcal: 132, Proteínas: 8.9g, Carbohidratos: 35.4g, Grasas: 1.7g

43.   Jugo de Coco y Sandía

Ingredientes:

1 taza sandía, sin semillas y en trozos

1 taza mango, en trozos

1 manzana Granny Smith grande, sin centro

1 taza uvas negras, sin hojas

2 onzas agua de coco fresca

Preparación:

Cortar la sandía por la mitad. Para una taza, necesitará un gajo grande. Pelarlo y trozarlo. Remover las semillas y dejar a un lado. Reservar el resto en la nevera.

Lavar el mango y trozarlo. Dejar a un lado.

Lavar la manzana y remover el centro. Trozar y dejar a un lado.

Lavar las uvas verdes y dejar a un lado.

Combinar las uvas, sandía, mango y manzana en una juguera, y pulsar.

Transferir a un vaso y añadir el agua de coco. Agregar algunos cubos de hielo o refrigerar antes de servir.

Información nutricional por porción: Kcal: 288, Proteínas: 3.7g, Carbohidratos: 80g, Grasas: 1.5g

44.   Jugo de Cerezas Ácidas y Uvas

Ingredientes:

1 taza cerezas ácidas, sin carozo

2 tazas uvas verdes

1 banana pequeña, sin piel

1 lima entera, sin piel

1 cucharada agua de coco

Preparación:

Lavar las cerezas. Colar y cortarlas por la mitad. Remover los carozos y rellenar un vaso medidor. Reservar el resto en la nevera.

Lavar las uvas bajo agua fría y remover las ramas. Dejar a un lado.

Pelar y trozar la banana. Dejar a un lado.

Pelar la lima y cortarla por la mitad. Dejar a un lado.

Combinar las cerezas, uvas, banana y lima en una juguera, y pulsar. Transferir a un vaso y añadir el agua de coco.

Servir inmediatamente.

Información nutricional por porción: Kcal: 292, Proteínas: 4.1g, Carbohidratos: 82.9g, Grasas: 1.3g

45.   Jugo de Pepino y Granada

Ingredientes:

1 taza pepino, en rodajas

½ taza semillas de granada

1 taza calabaza, en cubos

1 limón entero, sin piel

1 taza brócoli, en trozos

Preparación:

Lavar el pepino y cortarlo en rodajas finas. Rellenar un vaso medidor y reservar el resto en la nevera. Dejar a un lado.

Cortar la parte superior de la granada y deslizar hacia las membranas blancas. Remover las semillas a un vaso medidor y reservar el resto en la nevera.

Cortar la parte superior de la calabaza. Cortarla por la mitad y remover las semillas. Cortar un gajo grande y pelarlo. Cortar en cubos y rellenar un vaso medidor. Reservar el resto en la nevera.

Pelar el limón y cortarlo por la mitad. Dejar a un lado.

Lavar el brócoli y recortar las hojas externas. Trozar y rellenar un vaso medidor. Reservar el resto.

Recortar las hojas marchitas del hinojo. Trozar y rellenar un vaso medidor. Reservar el resto.

Combinar el pepino, semillas de granada, calabaza, limón y brócoli en una juguera, y pulsar. Transferir a un vaso y añadir miel o néctar de agave para más dulzor.

Agregar hielo picado y servir.

Información nutricional por porción: Kcal: 210, Proteínas: 3.9g, Carbohidratos: 63.7g, Grasas: 2.3g

46.   Jugo de Mango y Menta

Ingredientes:

1 taza mango, en trozos

1 taza menta fresca, en trozos

1 manzana Dorada Deliciosa pequeña, sin centro

1 durazno mediano, sin carozo

2 frutillas medianas, en trozos

Preparación:

Pelar el mango y trozarlo. Rellenar un vaso medidor y reservar el resto en la nevera.

Lavar la menta bajo agua fría y trozar. Dejar a un lado. Puede remojar en agua caliente por 2 minutos.

Lavar la manzana y cortarla por la mitad. Remover el centro y trozar. Dejar a un lado.

Lavar el durazno y cortarlo por la mitad. Remover el carozo y trozar. Dejar a un lado.

Lavar las frutillas y remover las hojas. Trozar y dejar a un lado.

Combinar la menta, manzana, mango, durazno y frutillas en una juguera, y pulsar. Transferir a un vaso y añadir algunos cubos de hielo.

Servir inmediatamente.

Información nutricional por porción: Kcal: 227, Proteínas: 4.1g, Carbohidratos: 64.9g, Grasas: 1.6g

47.   Jugo de Arándanos Agrios y Salvia

Ingredientes:

1 taza arándanos agrios

1 taza pepino, en rodajas

1 gajo grande de melón dulce

2 frutillas grandes, en trozos

1 onza agua de coco

2 cucharaditas salvia fresca, picada

Preparación:

Lavar el pepino y cortarlo en rodajas finas. Rellenar un vaso medidor y reservar el resto. Dejar a un lado.

Lavar los arándanos agrios. Colar y dejar a un lado.

Cortar el melón por la mitad. Remover las semillas y lavar el melón. Cortar un gajo y pelarlo. Trozar y dejar a un lado.

Lavar las frutillas y remover las hojas. Trozar y dejar a un lado.

Combinar los arándanos agrios, pepino, melón y frutillas en una juguera. Pulsar. Transferir a un vaso y añadir el agua de coco y salvia.

Servir inmediatamente.

Información nutricional por porción: Kcal: 96, Proteínas: 1.8g, Carbohidratos: 31.4g, Grasas: 0.6g

48. Jugo de Banana y Ciruela

Ingredientes:

1 taza banana, en trozos

2 ciruelas enteras, en trozos

1 taza frutillas, en trozos

1 taza cantalupo, en trozos

¼ cucharadita canela, molida

Preparación:

Pelar la banana y trozarla. Rellenar un vaso medidor y reservar el resto.

Lavar las ciruelas y cortarlas por la mitad. Remover los carozos y trozar. Dejar a un lado.

Lavar las frutillas y remover las ramas. Trozar y dejar a un lado.

Cortar el cantalupo por la mitad. Remover las semillas y cortar un gajo grande. Pelarlo y trozarlo. Rellenar un vaso medidor y reservar el resto en la nevera.

Combinar la banana, ciruelas, frutillas y cantalupo en una juguera, y pulsar. Transferir a un vaso y añadir la canela.

Agregar hielo picado y servir inmediatamente.

Información nutricional por porción: Kcal: 249, Proteínas: 4.8g, Carbohidratos: 73.1g, Grasas: 1.5g

49.   Jugo de Uvas Negras y Moras

Ingredientes:

1 taza moras frescas

1 taza uvas negras, sin hojas

1 taza frutillas frescas

1 manzana Fuji mediana, sin centro

2 onzas agua de coco

Preparación:

Combinar las moras y frutillas en un colador. Lavar bajo agua fría y dejar a un lado.

Lavar las uvas y dejar a un lado.

Lavar la manzana y remover el centro. Trozar y dejar a un lado.

Procesar las moras, uvas, frutillas y manzana en una juguera. Transferir a un vaso y añadir el agua de coco.

Opcionalmente, agregar algunos cubos de hielo antes de servir.

Información nutricional por porción: Kcal: 201, Proteínas: 4.3g, Carbohidratos: 63.4g, Grasas: 1.7g

50.   Jugo de Frutilla y Menta

Ingredientes:

1 taza frutillas congeladas, en trozos

1 taza menta fresca, en trozos

2 manzanas rojas medianas, sin centro

1 gajo grande de melón dulce

2 onzas agua de coco

Preparación:

Trozar las frutillas. Dejar a un lado.

Lavar la menta y trozar. Dejar a un lado.

Lavar las manzanas y remover el centro. Trozar y dejar a un lado.

Cortar el melón dulce por la mitad. Remover las semillas, cortar y pelar 2 gajos. Trozar y poner en un tazón. Reservar el resto en la nevera.

Combinar las frutillas, menta, manzana y melón en una juguera. Pulsar.

Transferir a un vaso y añadir el agua de coco.

Agregar cubos de hielo y servir inmediatamente.

Información nutricional por porción: Kcal: 293, Proteínas: 4.5g, Carbohidratos: 84g, Grasas: 1.6g

51.   Jugo Verde de Apio

Ingredientes:

1 taza apio fresco, en trozos

1 taza col rizada fresca, en trozos

3 puerros grandes, en trozos

2 tazas remolachas verdes, recortadas

1 pepino grande

1 nudo de jengibre, en rodajas

½ cucharadita Sal Himalaya

Preparación:

Combinar el apio, puerro, verdes de remolacha y col rizada. Lavar bajo agua fría y colar. Trozar y dejar a un lado.

Lavar el pepino y cortarlo en rodajas gruesas. Dejar a un lado.

Pelar el jengibre y dejar a un lado.

Combinar el apio, puerro, verdes de remolacha, col rizada, pepino y jengibre en una juguera. Pulsar.

Transferir a un vaso y añadir la sal.

Refrigerar 10 minutos antes de servir.

Información nutricional por porción: Kcal: 230, Proteínas: 11.5g, Carbohidratos: 63.2g, Grasas: 2.1g

52. Jugo Dulce de Zanahoria

Ingredientes:

1 zanahoria grande, en rodajas

1 taza damascos, sin carozo y por la mitad

1 limón grande, sin piel

1 manzana Granny Smith mediana, sin centro y en trozos

1 cucharada néctar de agave

2 onzas agua

Preparación:

Lavar los damascos y cortarlos por la mitad. Remover los carozos y rellenar un vaso medidor. Reservar el resto. Dejar a un lado.

Pelar el limón y cortarlo por la mitad. Dejar a un lado.

Lavar la zanahoria y cortar en rodajas. Dejar a un lado.

Lavar la manzana y remover el centro. Trozar y dejar a un lado.

Combinar los damascos, limón, zanahoria y manzana en una juguera, y pulsar.

Transferir a un vaso y añadir el néctar de agave y agua.

Refrigerar 15 minutos antes de servir.

Información nutricional por porción: Kcal: 243, Proteínas: 4.2g, Carbohidratos: 69.3g, Grasas: 1.3g

53.   Jugo de Kiwi y Palta

Ingredientes:

2 kiwis, sin piel

½ palta madura, sin piel y en rodajas

1 pepino grande

1 taza frutillas congeladas

1 lima pequeña, sin piel

2 cucharada menta fresca

Preparación:

Pelar los kiwis y cortarlos en cuartos. Dejar a un lado.

Pelar la palta y cortarla por la mitad. Remover el carozo y cortar una mitad en rodajas. Reservar el resto en la nevera.

Lavar el pepino y trozarlo.

Lavar las frutillas y cortarlas por la mitad. Dejar a un lado.

Pelar la lima y cortarla en cuartos. Dejar a un lado.

Lavar las hojas de menta y remojar en agua por 10 minutos.

Procesar los kiwis, pepino, frutillas, lima y menta en una juguera.

Transferir a un vaso y servir inmediatamente.

Información nutricional por porción: Kcal: 181, Proteínas: 6.2g, Carbohidratos: 41.9g, Grasas: 21.9g

54. Jugo de Naranja y Cantalupo

Ingredientes:

2 naranjas grandes, sin piel

1 taza cantalupo, en cubos

2 rábanos medianos, recortados

1 nudo de jengibre, 1 pulgada

1 cucharada miel líquida

½ taza semillas de granada

2 onzas agua

Preparación:

Pelar las naranjas y dividir en gajos. Dejar a un lado.

Cortar el cantalupo por la mitad. Remover las semillas y pulpa. Necesitará un gajo grande. Pelarlo y trozarlo. Reservar el resto en la nevera.

Lavar los rábanos y recortar las partes verdes. Trozar y dejar a un lado.

Pelar el nudo de jengibre y dejar a un lado.

Cortar la parte superior de la granada y deslizar hacia las membranas blancas. Remover las semillas a un vaso medidor y dejar a un lado.

Combinar las naranjas, cantalupo, rábanos, jengibre y semillas de granada en una juguera, y pulsar. Transferir a un vaso y añadir la miel y agua.

Agregar cubos de hielo o refrigerar 10 minutos antes de servir.

Información nutricional por porción: Kcal: 279, Proteínas: 4.9g, Carbohidratos: 82.3g, Grasas: 0.8g

55.   Jugo Dulce de Limón

Ingredientes:

1 cucharada miel cruda

1 limón entero, sin piel

1 taza frutillas, en trozos

1 lima entera, sin piel

2 onzas agua

Preparación:

Pelar el limón y lima. Cortarlos por la mitad y dejar a un lado.

Lavar las frutillas y remover las ramas. Trozar y dejar a un lado.

Procesar el limón, lima y frutillas en una juguera, y pulsar. Transferir a un vaso y añadir el agua y miel.

Refrigerar 5 minutos antes de servir.

Información nutricional por porción: Kcal: 81, Proteínas: 5.8g, Carbohidratos: 20.8g, Grasas: 1.4g

56. Jugo de Durazno y Menta

Ingredientes:

1 durazno grande, sin carozo y en trozos

1 manzana Granny Smith pequeña, sin centro y en trozos

1 banana entera, en rodajas

1 onza agua de coco

1 ciruela mediana, en trozos

1 cucharada menta, picada

¼ cucharadita canela, molida

Preparación:

Lavar el durazno y cortarlo por la mitad. Remover el carozo y trozar. Dejar a un lado.

Lavar la manzana y cortarla por la mitad. Remover el centro y trozar. Dejar a un lado.

Pelar la banana y cortarla en rodajas finas. Dejar a un lado.

Lavar la ciruela y cortarla por la mitad. Remover el carozo y trozar. Dejar a un lado.

Combinar el durazno, manzana, bananas y ciruela en una juguera, y pulsar. Transferir a un vaso y añadir la canela y agua de coco.

Rociar con menta y agregar hielo.

Información nutricional por porción: Kcal: 412, Proteínas: 5.5g, Carbohidratos: 124g, Grasas: 1.7g

OTROS TITULOS DE ESTE AUTOR

70 Recetas De Comidas Efectivas Para Prevenir Y Resolver Sus Problemas De Sobrepeso: Queme Calorías Rápido Usando Dietas Apropiadas y Nutrición Inteligente

Por Joe Correa CSN

48 Recetas De Comidas Para Eliminar El Acné: ¡El Camino Rápido y Natural Para Reparar Sus Problemas de Acné En 10 Días O Menos!

Por Joe Correa CSN

41 Recetas De Comidas Para Prevenir el Alzheimer: ¡Reduzca El Riesgo de Contraer La Enfermedad de Alzheimer De Forma Natural!

Por Joe Correa CSN

70 Recetas De Comidas Efectivas Para El Cáncer De Mama: Prevenga Y Combata El Cáncer De Mama Con una Nutrición Inteligente y Alimentos Poderosos

Por Joe Correa CSN